RECETAS ITALIANAS 2021

RECETAS DE LA TRADICIÓN ITALIANA PARA PRINCIPIANTES

CARLO PERINO

TABLA DE CONTENIDO

Introducción

Cuando piensa en la cocina italiana, es posible que se imagine algo más parecido a lo que es en realidad la cocina italoamericana, que se aleja mucho de la auténtica comida italiana.

Desde que generaciones de inmigrantes italianos trajeron a América las recetas de sus familias desde sus pueblos natales a lo largo de los años, las generaciones posteriores han adaptado y alterado estos platos debido a la falta de disponibilidad de determinados productos, a la influencia de la cocina estadounidense y a las preferencias de sus familias. Su pizza favorita del viernes por la noche puede no parecerse en nada a lo que algunos italianos nativos consideran su plato estrella.

Recopilar una colección completa de recetas que representen la comida de Italia es una tarea imposible. Debido al número de regiones de Italia, así como a las influencias de otras culturas y a la variedad de platos que pueden prepararse al estilo italiano, se necesitaría toda una cocina para preparar todos los platos italianos que existen!

¿Por dónde empezar?

Desde la sustanciosa y reconfortante Sopa de Pasta y Alubias hasta el clásico Pollo a la Parmesana o las crujientes y dulces Galletas de Anís, descubrirá que estos deliciosos y fáciles de preparar se convertirán pronto en algunos de los platos más solicitados por su familia.

La cocina italiana se basa en gran medida en la tradición familiar y se caracteriza por sus ingredientes frescos y su sencilla preparación. Aunque algunas de estas recetas ya están alteradas respecto a su estado original, no dude en personalizarlas aún más según sus propios gustos y los de su familia. Puede añadir y quitar ingredientes para que los alimentos sean más cremosos, más dulces, más coloridos o más nutritivos. Ninguna receta es sagrada, y la cocina italiana se basa en la experimentación y la unión.

¿A qué esperas?

Disfruta de estas auténticas recetas.

Bruschetta de ajo

Bruschetta

Rinde 8

En el distrito de Castelli Romani, en las afueras de Roma, me sirvieron gruesas rebanadas de pan crujiente, tostadas y untadas con dientes de ajo frescos y goteando con un rico aceite de oliva extra virgen verde. Lo acompañaron trocitos de queso grana joven y lo regamos con un vino local afrutado. Era tan simple, pero tan perfecto; fue una comida que nunca olvidaré.

En Umbría y Toscana, este antipasto se originó como una forma de probar el aceite de oliva recién prensado. El prensado se realiza normalmente en otoño, cuando hace bastante frío. Mientras los olivareros esperaban a que se prensaran las aceitunas recién recolectadas, tostaban un poco de pan y lo rociaban con el aceite directamente del molino. La calidez del pan resalta la esencia del aceite. El ajo es opcional, especialmente cuando el aceite está muy fino.

8 rebanadas (de 1/2 pulgada de grosor) de pan italiano masticable

4 dientes de ajo grandes, pelados

Aceite de oliva virgen extra

Sal marina fina o sal kosher (opcional)

1. Coloque una parrilla para barbacoa o parrilla a unas 5 pulgadas de la fuente de calor. Precaliente la parrilla o el asador. Tuesta el pan por un lado hasta que esté dorado, aproximadamente 2 minutos. Dar la vuelta al pan y tostar el otro lado, unos 2 minutos.

2. Frote inmediatamente el pan con un diente de ajo. Rocíe generosamente con aceite. Espolvoree con sal, si lo desea. Servir inmediatamente.

Brucheta de tomate

Bruschetta di Pomodori

Rinde 8

El pan de campo tostado cubierto con tomates se ha vuelto tan popular que es casi un cliché. Pero cuando se hace correctamente con un buen pan masticable y tomates maduros de temporada, realmente no hay nada mejor. Guarde este para la temporada de tomates de verano. Aquí está la fórmula básica, más algunas variaciones.

2 a 3 tomates maduros medianos

3 cucharadas de aceite de oliva extra virgen

3 hojas de albahaca fresca o 1⁄2 cucharadita de orégano seco

Sal y pimienta negra recién molida

Rebanadas de pan italiano de 81⁄2 pulgadas

1 diente de ajo

1. Corta los tomates por la mitad por el extremo del tallo. Corta los núcleos. Exprime las semillas y el jugo. Pica los tomates en trozos de 1/2 pulgada.

2. En un tazón mediano echa los tomates con el aceite y sal y pimienta al gusto. Si usa albahaca fresca, apile las hojas y córtelas transversalmente en tiras finas. Agrega la albahaca o el orégano a los tomates y revuelve bien.

3. Coloque una parrilla para barbacoa o parrilla a unas 5 pulgadas de la fuente de calor. Precaliente la parrilla o el asador.

4. Tuesta el pan por un lado hasta que esté dorado, aproximadamente 2 minutos. Dar la vuelta al pan y tostar el otro lado, unos 2 minutos. Frótalo por un lado con el diente de ajo. Apile los tomates y sirva inmediatamente.

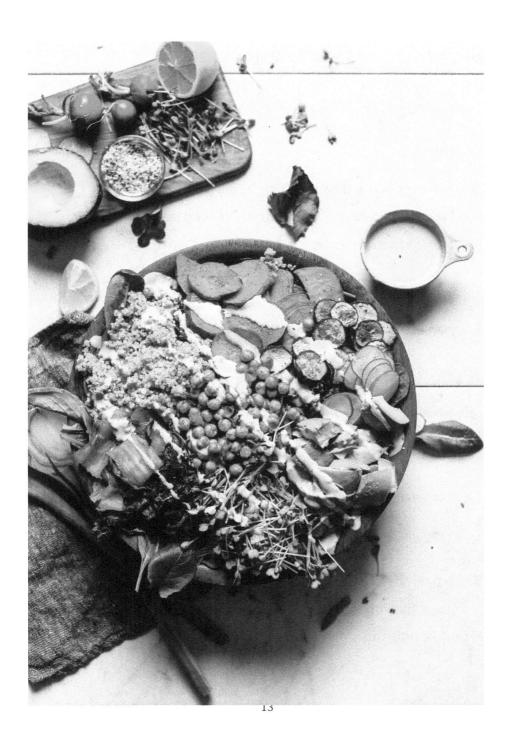

Bruschetta de tomate y aguacate

Bruschetta di Pomodori e Aguacate

Rinde 8

Los aguacates no son comunes en Italia. Pero debido a que combinan muy bien con los tomates y el buen aceite de oliva, a menudo los uso como aderezo para la bruschetta.

2 tomates maduros medianos

3 cucharadas de aceite de oliva extra virgen

1 cucharada de cebolla morada picada

Sal y pimienta negra recién molida

1/2 aguacate Hass mediano maduro, cortado en cubitos

1 a 2 cucharadas de jugo de limón fresco

4 a 8 (1/2 pulgada de grosor) rebanadas de pan italiano

1. Corta el tomate por la mitad por el extremo del tallo. Corta el núcleo. Exprime las semillas y el jugo. Pica el tomate en trozos de 1/2 pulgada.

2. En un tazón mediano mezcle los tomates con el aceite, la cebolla y sal y pimienta al gusto. Agrega el aguacate y el jugo de limón.

3. Coloque una parrilla para barbacoa o parrilla a unas 5 pulgadas de la fuente de calor. Precaliente la parrilla o el asador.

4. Tuesta el pan por un lado hasta que esté dorado, aproximadamente 2 minutos. Dar la vuelta al pan y tostar el otro lado, unos 2 minutos. Cubra con la mezcla de tomate. Servir inmediatamente.

Tostadas de frijoles y verduras

Crostini di Fagioli e Verdura

Rinde 8

Los frijoles cremosos a menudo se sirven con verduras cocidas como el brócoli rabe, la achicoria o la escarola en el sur de Italia. A menudo, los frijoles y las verduras se sirven sobre pan. Adapté la combinación para estos crostini, que deben comerse con cuchillo y tenedor.

5 cucharadas de aceite de oliva

2 dientes de ajo grandes, pelados y picados finamente

1 chile seco pequeño (preferiblemente Peperoncino), triturado o una pizca de hojuelas de pimiento rojo triturado

1 libra de brócoli rabe, achicoria o escarola, lavados, recortados y cortados en trozos pequeños

¹1/4 taza de agua

Sal al gusto

2 tazas de frijoles cannellini o arándanos secos o enlatados cocidos, escurridos

8 rebanadas de pan italiano (1/2 pulgada de grosor), tostadas

1. En una cacerola grande, ponga 3 cucharadas de aceite, la mitad del ajo y todo el pimiento rojo. Cocine a fuego medio hasta que chisporrotee, aproximadamente 1 minuto.

2. Agregue las verduras, 1/4 de taza de agua y sal al gusto. Tapar y bajar el fuego. Cocine hasta que las verduras estén tiernas, unos 10 minutos para las hojas de brócoli rabe o diente de león y 5 minutos para las espinacas.

3. Mientras tanto, en una cacerola mediana, caliente las 2 cucharadas de aceite y el ajo restantes durante 1 minuto. Agregue los frijoles, cubra y cocine a fuego lento hasta que estén bien calientes, aproximadamente 4 minutos. Machaca los frijoles en trozos grandes. Sazone al gusto.

4. Coloque una parrilla para barbacoa o parrilla a unas 5 pulgadas de la fuente de calor. Precaliente la parrilla o el asador.

5. Tuesta el pan por un lado hasta que esté dorado, aproximadamente 2 minutos. Dar la vuelta al pan y tostar el otro lado, unos 2 minutos. Unte la tostada con los frijoles. Cubra con las verduras y una cucharada de su líquido de cocción. Servir inmediatamente.

Tostadas de hígado de pollo

Crostini di Fegato di Pollo

Rinde 8

Los cocineros toscanos sirven estos crostini acompañados de rodajas de salumi (carne curada) de elaboración local, hecha con cerdo o jabalí. Uno de mis favoritos es la finocchiona, salame elaborado con carne de cerdo molida y semillas de hinojo.

8 hígados de pollo

3 cucharadas de aceite de oliva

1 cebolla morada mediana, cortada en rodajas y separada en aros

2 hojas de salvia, picadas

1 cucharadita de vinagre balsámico

Sal y pimienta negra recién molida

8 rebanadas de pan italiano (1/2 pulgada de grosor), tostadas

1. Recorta los hígados de pollo, cortando las fibras de conexión con un cuchillo afilado. Corta cada hígado en 2 o 3 trozos. Enjuague los hígados y séquelos.

2. Vierta el aceite en una sartén mediana. Agregue la cebolla y las hojas de salvia y cocine a fuego medio hasta que se ablanden, aproximadamente 5 minutos.

3. Agregue los hígados de pollo y cocine, machacando los hígados con el dorso de una cuchara, hasta que estén ligeramente rosados, aproximadamente 2 minutos. Agrega el vinagre y la sal y pimienta al gusto.

4. Coloque una parrilla para barbacoa o parrilla a unas 5 pulgadas de la fuente de calor. Precaliente la parrilla o el asador. Tuesta el pan por un lado hasta que esté dorado, aproximadamente 2 minutos. Dar la vuelta al pan y tostar el otro lado, unos 2 minutos.

5. Cubra el pan con la mezcla de hígado. Servir inmediatamente.

Tostadas de calabacín y queso

Crostini di Zucchine

Rinde 8

Crostini y bruschetta son los aperitivos favoritos en los bares de vinos romanos. Para almorzar un día, comí una variedad de crostini calientes, incluido este cubierto con calabacín y Fontina Valle d'Aosta derretido, un sabroso queso de leche de vaca. Sustituya el queso suizo, Asiago u otro semifirme si Fontina Valle d'Aosta no está disponible.

4 calabacines pequeños (aproximadamente 1 libra), lavados

4 cucharadas de aceite de oliva

1 diente de ajo picado

1 cucharada de perejil fresco picado

1 cucharada de albahaca fresca picada

1/2 cucharadita de orégano seco

Sal y pimienta negra recién molida, al gusto.

8 rebanadas de pan italiano (1⁄2 pulgada de grosor)

2 onzas de queso Fontina Valle d'Aosta o queso suizo, cortado en rodajas finas

1. Recorte los extremos del calabacín y córtelos en palitos de 1/4 de pulgada, de 2 pulgadas de largo. Seque los palitos con toallas de papel.

2. Calienta el aceite en una sartén grande a fuego medio. Agregue el calabacín y cocine, revolviendo ocasionalmente, hasta que esté ligeramente dorado, aproximadamente 10 minutos.

3. Agrega el ajo, todas las hierbas, la sal y la pimienta. Cocine 2 minutos más.

4. Coloque una parrilla para barbacoa o parrilla a unas 5 pulgadas de la fuente de calor. Precaliente la parrilla o el asador. Tuesta el pan por un lado hasta que esté dorado, aproximadamente 2 minutos. Dar la vuelta al pan y tostar el otro lado, unos 2 minutos. Retire la tostada pero deje el horno encendido.

5. Coloque las tostadas en una bandeja para hornear. Apile los calabacines sobre la tostada y cubra con el queso. Ejecute el crostini debajo del asador durante 2 minutos o hasta que el queso se derrita. Servir inmediatamente.

Tostadas de garbanzos

Crostini di Ceci

Rinde 8

Los garbanzos, a veces llamados garbanzos, tardan mucho en cocinarse cuando están secos, así que normalmente los compro en latas. Son buenos con pasta, en sopas o en puré grueso como aderezo para crostini. Esta receta es mi versión del crostini que probé en el restaurante Babbo en Nueva York.

1 1/2 taza de chalotas o cebollas picadas

1/2 cucharadita de hojas de romero frescas cortadas

2 cucharadas de aceite de oliva extra virgen, y más para rociar

1 lata (16 onzas) de garbanzos, escurridos

2 cucharadas de agua

1 cucharada de vinagre balsámico

Sal y pimienta negra recién molida al gusto.

8 rebanadas de pan italiano, de aproximadamente 1/2 pulgada de grosor

1. En una cacerola pequeña, combine las chalotas, el romero y las 2 cucharadas de aceite a fuego medio-bajo. Cocine de 2 a 3 minutos o hasta que las chalotas estén tiernas.

2. Agrega los garbanzos, el agua y sal y pimienta al gusto. Cocine de 3 a 4 minutos más o hasta que esté completamente caliente, revolviendo con frecuencia y machacando los garbanzos con el dorso de una cuchara. Agregue un poco más de agua si la mezcla parece seca. Agregue el vinagre y pruebe el condimento.

3. Coloque una parrilla para barbacoa o parrilla a unas 5 pulgadas de la fuente de calor. Precaliente la parrilla o el asador. Tuesta el pan por un lado hasta que esté dorado, aproximadamente 2 minutos. Dar la vuelta al pan y tostar el otro lado, unos 2 minutos.

4. Unte con la mezcla de garbanzos. Rocíe con aceite adicional y sirva inmediatamente.

Tostadas de brócoli

Crostini con Crema di Broccoli

Rinde 8

El brócoli romano, conocido como brócoli romanesco, es de color verde pálido con una hermosa forma que se asemeja a una exótica concha. Puedo encontrarlo en el otoño en el mercado de agricultores de mi localidad y ocasionalmente en comestibles gourmet. El sabor es más delicado que el del brócoli verde oscuro, más parecido a un cruce entre brócoli y coliflor. El brócoli común funciona bien para esta receta. La verdura cocida se hace puré con ajo y aceite de oliva y hace una deliciosa pasta para untar crostini.

1 libra de brócoli

Sal

1/4 taza de aceite de oliva extra virgen

1 diente de ajo entero

Pimienta negra recién molida

8 rebanadas de pan italiano (1/2 pulgada de grosor)

1. Recorta el brócoli, reservando algunos de los tallos. Ponga a hervir una cacerola grande con agua. Agrega el brócoli y la sal al gusto. Cocine hasta que el brócoli esté tierno, unos 10 minutos. Escurrir bien, reservando un poco de agua.

2. Transfiera el brócoli a un procesador de alimentos. Agrega el ajo y procesa hasta que esté bien picado. Con el motor en marcha, agregue el aceite a través del tubo y procese hasta que quede suave y untable. Agregue una cucharada o dos de agua de brócoli si la mezcla es demasiado espesa. Sazone con sal y pimienta al gusto.

3. Coloque una parrilla para barbacoa o parrilla a unas 5 pulgadas de la fuente de calor. Precaliente la parrilla o el asador. Tuesta el pan por un lado hasta que esté dorado, aproximadamente 2 minutos. Dar la vuelta al pan y tostar el otro lado, unos 2 minutos. Unte con el puré de brócoli tibio. Servir inmediatamente.

Tostadas de Berenjena y Tomate

Crostini alla Melanzane

Rinde 8

La berenjena, el tomate, el ajo y el queso son una combinación de sabores clásica en todo el sur de Italia; piense en la berenjena a la parmesana o la pasta siciliana alla Norma. Aquí los mismos sabores se combinan como aderezo para crostini.

1 berenjena mediana, aproximadamente 12 onzas

Sal y pimienta negra recién molida al gusto.

2 o 3 dientes de ajo grandes

1 tomate maduro grande, sin corazón y picado

1/4 taza de albahaca fresca picada

2 cucharadas de aceite de oliva extra virgen

8 rebanadas de pan italiano (1/2 pulgada de grosor)

1/2 taza (aproximadamente 3 onzas) de queso ricotta salata, desmenuzado

1. Coloque una rejilla en el centro del horno. Precaliente el horno a 375 ° F. Coloque la berenjena en una bandeja para hornear y pinche la piel con un tenedor dos o tres veces para permitir que salga el vapor. Hornee por 60 minutos o hasta que esté suave. Deje enfriar un poco.

2. Saca la berenjena del horno. Deje enfriar un poco, luego retire el tallo de la berenjena y corte la berenjena por la mitad a lo largo. Colóquelo en un colador para que se escurra y se enfríe por completo.

3. Saque la pulpa de la berenjena y deseche la piel. Tritúrelo hasta obtener una pasta con un tenedor o machacador o haga puré en un procesador de alimentos. Añadir sal y pimienta al gusto.

4. Combine el tomate con la albahaca y el aceite, y agregue un poco de sal y pimienta.

5. Coloque una parrilla para barbacoa o parrilla a unas 5 pulgadas de la fuente de calor. Precaliente la parrilla o el asador. Tuesta el pan por un lado hasta que esté dorado, aproximadamente 2 minutos. Dar la vuelta al pan y tostar el otro lado, unos 2 minutos. Frote las rodajas con el ajo. Unta la tostada con el puré de berenjena. Cubra con la mezcla de tomate picado y la ricotta salata. Servir inmediatamente.

Bolas de arroz "Little Orange"

Arancine

Hace 18

Las bolas de arroz frito dorado son un refrigerio clásico siciliano. El nombre italiano, arancine, proviene de su parecido con las naranjas. Son populares dos versiones: una con el relleno de ragú de carne que sigue y la otra con jamón y bechamel.

Relleno

2 cucharadas de aceite de oliva

¹1/2 taza de cebolla muy finamente picada

1 diente de ajo finamente picado

8 onzas de chuletón de carne molida

11⁄2 tazas de tomates pelados italianos enlatados picados

Sal y pimienta negra recién molida

¹1/2 taza de guisantes frescos o congelados

Arroz

5 tazas de caldo de pollo

½ cucharadita de hebras de azafrán, desmenuzadas

2 tazas (1 libra) de arroz de grano medio, como Arborio, Carnaroli o Vialone Nano

2 cucharadas de mantequilla sin sal

Sal al gusto

4 yemas de huevo grandes

½ taza de Parmigiano-Reggiano rallado más 1/2 taza de Pecorino Romano rallado

Armar

5 claras de huevo grandes

2 tazas de pan rallado seco

1 taza de harina para todo uso

4 onzas de provolone importado, cortado en cubos pequeños

Aceite vegetal para freír

1. Para hacer el relleno, poner el aceite, la cebolla y el ajo en una sartén mediana. Encienda el fuego a medio y cocine hasta que la cebolla esté suave, aproximadamente 5 minutos.

2. Agregue la carne a la sartén y cocine, revolviendo para romper los grumos, hasta que esté ligeramente dorada, aproximadamente 10 minutos. Agregue los tomates, sal y pimienta al gusto. Lleve la salsa a fuego lento y reduzca el fuego a bajo. Cocine, revolviendo ocasionalmente, hasta que espese, aproximadamente 30 minutos.

3. Agrega los guisantes y cocina 5 minutos más. Dejar enfriar.

4. Pon a hervir el caldo y el azafrán en una olla grande. Agregue el arroz, la mantequilla y la sal. Tape y reduzca el fuego a bajo. Cocine unos 18 minutos o hasta que el arroz esté tierno.

5. Retira el arroz del fuego. Deje enfriar un poco, luego agregue las yemas de huevo y el queso rallado.

6. Para armar, bata las claras en un plato llano hasta que estén espumosas. Extienda el pan rallado en una hoja de papel encerado y la harina en otra. Coloque una rejilla para pasteles sobre una bandeja para hornear.

7. Sumerja sus manos en agua fría para evitar que el arroz se pegue. Saque aproximadamente 1/3 de taza de la mezcla de arroz y colóquelo en la palma de una mano. Haz un agujero poco profundo en el centro del arroz. Presione una cucharada escasa de la salsa de carne en el agujero y cubra con un trozo de provolone. Haga una copa con la mano ligeramente, moldeando el arroz sobre el relleno para encerrarlo por completo. Agrega un poco más de arroz si es necesario para cubrir completamente el relleno. Exprime muy suavemente el arroz para compactarlo y formar una bola.

8. Enrolle con cuidado la bola de arroz en la harina, luego en las claras de huevo para cubrirla por completo. Enrolle la bola en el pan rallado, asegurándose de no dejar manchas al descubierto. Coloque la bola de arroz en una rejilla para que se seque.

9. Continúe haciendo bolas de arroz con los ingredientes restantes. Deje que las bolas de arroz se sequen en la rejilla durante 30 minutos.

10. Cubra una bandeja con toallas de papel; Ponga el horno a la temperatura más baja. Vierta aproximadamente 3 pulgadas de aceite en una freidora eléctrica o una cacerola pesada profunda. Caliente el aceite hasta que la temperatura alcance los 375 ° F en un termómetro para freír o cuando una gota de clara de huevo chisporrotee cuando se agrega al aceite.

11. Coloque con cuidado las bolas de arroz unas pocas a la vez en el aceite caliente. No llene la olla. Cocine hasta que estén doradas y crujientes, de 3 a 4 minutos. Con una espumadera o un colador, transfiera las bolas de arroz a las toallas de papel para que escurran. Repita con las bolas de arroz restantes. Mantenga las bolas de arroz cocidas en el horno caliente mientras fríe el resto. Sirva caliente o tibio.

Bolas de arroz "telefónicas"

Suppli 'di Riso

Rinde 24

Los romanos hacen bolas de arroz rellenas de queso. Cuando separa la bola de arroz, el queso derretido en el centro se estira en hilos como cables telefónicos, lo que le da su nombre a las bolas de arroz. Suppli 'se sirven en toda Roma; A los italianos les encanta pasar después de la escuela o del trabajo para tomar un refrigerio antes de la cena.

5 tazas de caldo de pollo

2 tazas de arroz de grano medio, como Arborio, Carnaroli o Vialone Nano

4 cucharadas de mantequilla sin sal

Sal al gusto

3 huevos grandes, batidos

1 taza de Parmigiano-Reggiano recién rallado

2 cucharadas de perejil fresco picado

Una pizca de nuez moscada recién rallada

6 onzas de mozzarella, cortada en cubos pequeños

Armar

3 huevos grandes, batidos

2 tazas de pan rallado seco

1 taza de harina para todo uso

Aceite vegetal para freír

1. Pon a hervir el caldo en una olla grande. Agregue el arroz, la mantequilla y la sal. Tape y reduzca el fuego a bajo. Cocine hasta que el arroz esté tierno, unos 18 minutos.

2. Retira el arroz del fuego. Deje enfriar un poco, luego agregue los tres huevos batidos, el queso rallado, el perejil y la nuez moscada.

3. Para armar, bata los otros tres huevos en un plato poco profundo hasta que estén espumosos. Extienda el pan rallado en una hoja de papel encerado y la harina en otra. Coloque una rejilla para pasteles sobre una bandeja para hornear.

4. Sumerja sus manos en agua fría para evitar que el arroz se pegue. Saque aproximadamente 1/4 de taza de la mezcla de

arroz y colóquelo en la palma de una mano. Haz un agujero poco profundo en el centro del arroz. Presiona un poco de mozzarella en el hoyo. Haga una copa con la mano ligeramente, moldeando el arroz sobre el relleno para encerrarlo por completo. Agrega un poco más de arroz si es necesario para cubrir completamente el relleno. Exprime muy suavemente el arroz para compactarlo y formar una bola.

5. Enrolle con cuidado la bola de arroz en la harina y luego en los huevos para cubrirla por completo. Enrolle la bola en el pan rallado, asegurándose de no dejar manchas al descubierto. Coloque la bola de arroz en una rejilla para que se seque.

6. Continúe haciendo bolas de arroz con los ingredientes restantes. Deje que las bolas de arroz se sequen en la rejilla durante 30 minutos.

7. Cubra una bandeja con toallas de papel; Ponga el horno a la temperatura más baja. Vierta aproximadamente 3 pulgadas de aceite en una freidora eléctrica o una cacerola pesada profunda. Caliente el aceite hasta que la temperatura alcance los 375 ° F en un termómetro para freír o cuando una gota de clara de huevo chisporrotee cuando se agrega al aceite.

8. Coloque con cuidado las bolas de arroz unas pocas a la vez en el aceite caliente. No llene la olla. Cocine hasta que estén doradas y crujientes, de 3 a 4 minutos. Con una espumadera o un colador, transfiera las bolas de arroz a las toallas de papel para que escurran. Repita con las bolas de arroz restantes. Mantenga las bolas de arroz cocidas en el horno caliente mientras fríe el resto. Sirva caliente o tibio.

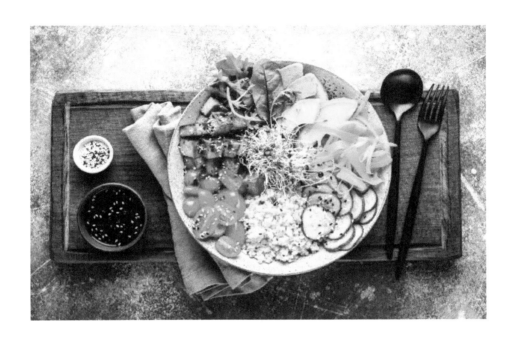

Buñuelos de Harina de Garbanzo Siciliano

Panelle

Rinde de 4 a 6 porciones

Harina de garbanzo (ver <u>fuentes de compras</u>) está disponible en muchos mercados italianos y del Medio Oriente y tiendas de alimentos naturales. Algunas tiendas ofrecen una selección de harina de garbanzos tostados y sin tostar. Este último está más cerca del tipo italiano.

En Palermo, estos panelle se sirven como aperitivo, a menudo acompañados de alguna caponata (ver <u>Berenjena agridulce</u>), o se amontonan en un rollo de semillas de sésamo, se cubren con ricotta y pecorino rallado y se comen como un sándwich.

13⁄4 tazas de agua fría

1 taza de harina de garbanzo

1 cucharadita de sal

Pimienta negra recién molida

Aceite vegetal o de maní para freír

1. Vierta el agua en una cacerola mediana. Batir lentamente la harina de garbanzo en el agua. Agrega la sal.

2. Coloque la cacerola a fuego medio y cocine, revolviendo constantemente, hasta que la mezcla hierva a fuego lento. Reduzca el fuego a bajo y cocine, revolviendo constantemente, hasta que esté muy espeso, aproximadamente 5 minutos.

3. Vierta la mezcla en una bandeja para hornear. Con una espátula, extiéndalo uniformemente hasta un grosor de aproximadamente 1/4 de pulgada. Deje enfriar una hora o hasta que esté firme. Para un almacenamiento más prolongado, cubra con una envoltura de plástico y refrigere.

4. Justo antes de servir, caliente aproximadamente 1 pulgada de aceite en una cacerola profunda y pesada. Cubra una bandeja con toallas de papel. Corta la masa en cuadrados de 2 pulgadas. Para probar si el aceite está lo suficientemente caliente, coloque un pequeño trozo de masa en el aceite. El aceite debe chisporrotear rápidamente. Agregue suficiente masa como quepa sin apiñarse. Fríe los trozos, volteándolos una vez, hasta que estén inflados y dorados, unos 4 minutos. Transfiera los buñuelos con una espumadera a las toallas de papel para escurrir. Mantener caliente mientras se fríe el resto.

5. Espolvoree con sal y pimienta y sirva caliente.

Buñuelos de albahaca

Foglie di Basilico Fritte

Rinde 6 porciones

Las hojas de albahaca en una masa crujiente son aperitivos irresistibles. Pruebe también la salvia y el perejil.

¹1/2 taza de harina para todo uso

¹1/4 taza de maicena

1 cucharadita de sal

Aproximadamente 1⁄2 taza de agua mineral con gas o agua mineral con gas

Aceite vegetal

24 hojas grandes de albahaca

1. En un tazón pequeño, mezcle la harina, la maicena y la sal. Agregue suficiente agua con gas para hacer una masa espesa y suave. Deje reposar 1 hora.

2. Vierta el aceite a 1/2 pulgada de profundidad en una cacerola pequeña y pesada. Caliente a fuego medio hasta que una

pequeña gota de la masa chisporrotee y nade alrededor de la sartén cuando se agrega al aceite caliente.

3. Cubra una bandeja con toallas de papel. Limpia las hojas de albahaca con una toalla de papel húmeda. Sumerge las hojas en la masa. Retire las hojas unas pocas a la vez y deslícelas en el aceite caliente. Freír 2 minutos o hasta que estén dorados por ambos lados. Transfiera a las toallas de papel para escurrir.

4. Fríe las hojas restantes de la misma forma. Servir caliente.

Hojas de salvia fritas

Salvia Fritta

Rinde de 4 a 6 porciones

En un gran banquete organizado por la asociación de restauradores de la región de Marches, estas hojas de salvia fritas crujientes se pasaron como acompañamiento de prosecco, un vino espumoso seco. Las hojas son tan adictivas como las papas fritas.

⅓ taza de pan rallado fino y seco

24 hojas grandes de salvia fresca

2 cucharadas de harina para todo uso

Sal

1 yema de huevo grande, batida

2 cucharadas de aceite de oliva

1 cucharada de mantequilla sin sal

Rodajas de limón

1. Extienda el pan rallado en una hoja de papel encerado. En un tazón pequeño, mezcle las hojas de salvia con la harina y 1 cucharadita de sal.

2. Una a la vez, sumerja las hojas de salvia en la yema de huevo y luego enróllelas en el pan rallado. Coloque las hojas en una rejilla para pasteles para que se sequen durante 30 minutos.

3. Cubra una bandeja con toallas de papel. Justo antes de servir, caliente el aceite y la mantequilla en una sartén pequeña. Cuando la espuma de mantequilla disminuya, coloque las hojas de salvia en la sartén en una sola capa. Fríe, volteando las hojas una vez, hasta que estén doradas y crujientes por ambos lados, aproximadamente 4 minutos. Transferir a toallas de papel para escurrir. Espolvorea con sal y sirve caliente con rodajas de limón.

Ensalada verde mixta

Insalata Mista

Rinde 4 porciones

Cuando fui por primera vez a Italia hace más de treinta años, recuerdo que cada vez que alguien pedía una ensalada en un restaurante, el camarero preparaba el aderezo y arrojaba la ensalada según las especificaciones del comensal. Primero, vertía un poco de aceite sobre las verduras y las arrojaba hasta que estuvieran ligeramente cubiertas. Luego vertía un poco de vinagre de vino en una cuchara grande para servir, agregaba sal y, con un tenedor, batía la mezcla brevemente en la cuchara para disolver la sal antes de gotearla sobre la ensalada. Luego tiraba todo hasta que las verduras estuvieran cubiertas de manera uniforme.

El aderezo básico para ensaladas italiano es simplemente aceite de oliva extra virgen, vinagre de vino tinto o blanco y sal. Si se trata de una harina de pescado, a veces se sustituye el vinagre por jugo de limón fresco. El aderezo no contiene hierbas ni especias, ni siquiera pimienta. El vinagre balsámico, que se ha vuelto tan popular, era hasta hace poco poco conocido fuera de Emilia-Romaña.

Hoy en día, en la mayoría de los restaurantes, el aceite y el vinagre se colocan sobre la mesa en vinagreras para que usted mezcle su propio aderezo.

1 cabeza de lechuga romana, Boston, iceberg u otra lechuga, o una combinación

Aproximadamente 3 cucharadas de aceite de oliva extra virgen

1 cucharada de vinagre de vino

Sal al gusto

1. Recorta la lechuga, desechando las hojas exteriores y las que estén magulladas. Lávelos con varios cambios de agua fría. Secar muy bien. Corta la lechuga en trozos pequeños. Debe haber alrededor de 6 tazas.

2. Coloque la lechuga en una ensaladera grande. Rocíe con el aceite y mezcle bien. En un tazón pequeño, mezcle el vinagre y la sal hasta que la sal se disuelva. Vierta el vinagre sobre la ensalada y mezcle nuevamente. Pruebe un trozo de lechuga y agregue más aceite, vinagre o sal si es necesario. Servir inmediatamente.

Variación: Para agregar color y sustancia, agregue 1 taza de zanahorias ralladas o achicoria cortada y 1 o 2 tomates, cortados en gajos.

Ensalada Tricolor

Insalata Tricolor

Rinde 4 porciones

La bandera italiana tiene tres franjas llamativas de color rojo, blanco y verde, por lo que se la llama familiarmente tricolor. Estos mismos colores aparecen con frecuencia en la cocina italiana. Varios platos que tienen los colores están asociados con la bandera y el orgullo patriótico, como la pizza Margherita, hecha con albahaca, tomate y mozzarella, que se dice que se inventó en honor a una reina, o la pasta Pugliese con tomates, papas. y rúcula, conocida como la bandiera, que significa bandera. Esta bonita ensalada con achicoria roja, escarola blanca y rúcula verde a menudo se llama insalata tricolore.

2 escarolas belgas, separadas en hojas

1 achicoria pequeña

1 manojo pequeño de rúcula

3 cucharadas de aceite de oliva extra virgen

1 a 2 cucharadas de vinagre de vino tinto

Sal

1. Recorta las verduras, desechando las hojas exteriores y las que estén magulladas. Lávelos con varios cambios de agua fría. Secar muy bien. Cortar la endibia en forma transversal en 3 o 4 trozos. Corta la achicoria en trozos pequeños. Corta los tallos duros de la rúcula y corta las hojas en trozos pequeños. Coloque las verduras en una ensaladera grande.

2. Rocíe las verduras con el aceite y mezcle bien. En un tazón pequeño, mezcle el vinagre y la sal hasta que la sal se disuelva. Vierta el vinagre sobre la ensalada y mezcle nuevamente. Pruebe la ensalada y agregue más aceite, vinagre o sal si es necesario. Servir inmediatamente.

Ensalada Verde con Limón y Piñones

Insalata Verde al Pinoli

Rinde 4 porciones

Esta ensalada es una receta moderna que tuve en Florencia. Utilizo pequeñas verduras mixtas que a menudo se venden como mezclum, pero las espinacas tiernas también serían buenas. Un poco de ralladura de limón le da un sabor extra y los piñones le dan un toque crujiente. Son fáciles de tostar en una sartén seca.

1/4 taza de piñones

6 tazas de lechugas mixtas

1/4 taza de aceite de oliva extra virgen

2 cucharadas de jugo de limón fresco

Pizca de ralladura de limón

Sal y pimienta negra recién molida

1. Coloca los piñones en una sartén pequeña. Encienda el fuego a medio y cocine las nueces, agitando la sartén de vez en cuando, hasta que estén fragantes y ligeramente tostadas, aproximadamente 5 minutos. Dejar enfriar.

2. Lave las verduras en varios cambios de agua fría. Secar muy bien. Corta las verduras en trozos del tamaño de un bocado.

3. En una ensaladera grande, mezcle el aceite, el jugo de limón, la ralladura y sal y pimienta al gusto. Agregue las verduras y mezcle bien. Agrega los piñones y vuelve a mezclar. Servir inmediatamente.

Ensalada de espinacas y huevo

Insalata di Spinaci

Rinde 4 porciones

Las hojas de espinacas tiernas son perfectas para ensaladas. Son tiernos y de sabor suave, y como no necesitan recortes y no suelen tener arena, son muy fáciles de preparar.

4 huevos grandes

6 onzas de hojas de espinaca tierna 3 cucharadas de aceite de oliva extra virgen

1 cucharada de vinagre balsámico

Sal y pimienta negra recién molida

1 cucharada de alcaparras picadas

1. Coloque los huevos en una cacerola pequeña con agua fría para cubrir. Lleva el agua a fuego lento. Cocine por 12 minutos. Deje que los huevos se enfríen con agua corriente fría. Escurrir y pelar.

2. Recorta las espinacas, desechando las hojas magulladas y los tallos duros. Lávelos con varios cambios de agua fría. Secar muy bien. Romper en pedazos del tamaño de un bocado.

3. Separar las claras y las yemas de huevo cocidas. Coloca las yemas en un bol y tritúralas. Agregue el aceite, el vinagre, la sal y la pimienta al gusto. Picar las claras y reservar.

4. En un tazón grande, mezcle las hojas de espinaca y las alcaparras. Agregue la mezcla de yema de huevo y mezcle bien. Agrega la mitad de las claras de huevo y vuelve a mezclar.

5. Coloca la ensalada en 4 platos y espolvorea con la clara de huevo restante. Servir inmediatamente

Ensalada de rúcula y parmigiano

Insalata di Rughetta e Parmigiano

Rinde 4 porciones

La variedad de rúcula que se usa para hacer esta ensalada en Italia es crujiente, picante y nuez, con pequeñas hojas puntiagudas. La rúcula aquí es una variedad ligeramente diferente, con hojas redondeadas que no tienen una textura tan crujiente ni un sabor a nuez, así que compro semillas de rúcula en Italia y las cultivo en una gran caja de ventana. Desde la primavera hasta el otoño, disfruto de mi rughetta italiana de cosecha propia, aunque el resto del año todavía sirvo esta ensalada con rúcula doméstica.

Para variar, cubra esta ensalada con nueces tostadas.

3 cucharadas de aceite de oliva extra virgen

2 cucharaditas de vinagre balsámico

Sal y pimienta negra recién molida

2 manojos de rúcula

Pieza de 2 onzas de queso Parmigiano-Reggiano

1. Recorta los tallos duros de la rúcula y desecha las hojas amarillentas o magulladas. Lave la rúcula en varios cambios de agua fría. Secar muy bien. Corta la rúcula en trozos pequeños.

2. En un tazón grande, rocíe la rúcula con el aceite y mezcle bien. En un tazón pequeño, mezcle el vinagre, la sal y la pimienta hasta que la sal se disuelva. Vierta el vinagre sobre la ensalada y mezcle nuevamente. Gusto por condimentar. Apila la ensalada en platos para servir.

3. Con un pelador de verduras, afeite el queso sobre la ensalada. Servir inmediatamente.

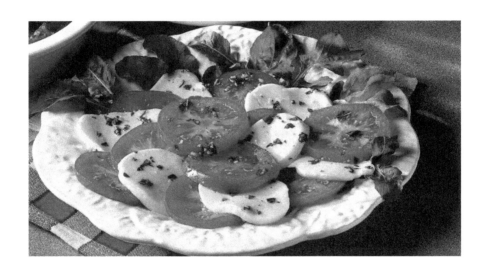

Ensalada romana de primavera

Insalata di Puntarella

Rinde 4 porciones

En primavera, las fruterías romanas venden un vegetal blanco verdoso pálido conocido como puntarella. Un miembro de la familia de la endibia, se conoce como achicoria catalana en inglés. Debido a que no está ampliamente disponible en los Estados Unidos, lo sustituyo por frisée o endibia belga. Son miembros de la misma gran familia de las achicorias y tienen un sabor agradablemente amargo similar que combina bien con el aderezo de anchoas y ajo. Los romanos consideran esta ensalada un presagio de la primavera.

8 tazas de frisée o 4 escarolas belgas medianas

6 filetes de anchoa picados

1 diente de ajo pequeño, muy finamente picado

Sal

1/4 taza de aceite de oliva extra virgen

1 a 2 cucharadas de vinagre de vino tinto

Pimienta negra recién molida

1. Recorta el frisée o la endibia, desechando las hojas exteriores y las que estén magulladas. Lave la verdura en varios cambios de agua fría. Secar muy bien. Corte el frisée, si lo usa, en trozos del tamaño de un bocado. Cortar la endibia transversalmente en tiras estrechas.

2. En una ensaladera grande, tritura los filetes de anchoa, el ajo y una pizca de sal con un tenedor para formar una pasta suave. Batir el aceite y el vinagre.

3. Agregue la verdura y mezcle bien. Agregue pimienta al gusto. Sazone al gusto. Servir inmediatamente.

Ensalada Verde con Gorgonzola y Nueces

Insalata con Gorgonzola

Rinde 6 porciones

Los sabores de nueces y gorgonzola encajan a la perfección. Aquí se mezclan con tiernas hojas de lechuga Boston y un simple aderezo de aceite y vinagre. A menudo tomo esta ensalada como comida ligera o después de un plato de sopa.

2 cabezas pequeñas de lechuga Boston

1/4 taza de aceite de oliva extra virgen

1 a 2 cucharadas de vinagre de vino tinto o blanco

Sal y pimienta negra recién molida

4 onzas de gorgonzola, sin cáscara y desmenuzado

1/2 taza de nueces tostadas y picadas

1. Lavar la lechuga en varios cambios de agua fría. Secar muy bien. Corta las verduras en trozos del tamaño de un bocado.

2. Batir el aceite, el vinagre, la sal y la pimienta al gusto. Vierta el aderezo sobre la ensalada y revuelva hasta que esté bien cubierto. Gusto por condimentar.

3. Agrega el queso y las nueces. Mezcle de nuevo. Servir inmediatamente.

Ensalada de tomate, mozzarella y albahaca

Insalata Caprese

Rinde 4 porciones

Esta ensalada es pura perfección cuando se hace con tomates maduros de verano, mozzarella fresca, aceite de oliva extra virgen de primera calidad y albahaca fresca. Ni siquiera pienses en usar menos. Es mejor armar y servir la ensalada justo antes de servir. El enfriamiento destruiría su delicado sabor.

4 tomates maduros medianos, cortados en rodajas de 1/4 de pulgada

12 onzas de mozzarella fresca, cortada en rodajas de 1/4 de pulgada

Sal y pimienta negra recién molida

8 hojas frescas de albahaca

1/4 taza de aceite de oliva extra virgen

1. Alterne las rodajas de tomate y mozzarella en una fuente para servir. Espolvorear con sal y pimienta.

2. Apila las hojas de albahaca y córtalas transversalmente en tiras finas. Esparce las tiras sobre la ensalada. Rocíe con el aceite y sirva inmediatamente.

Variación: Si tiene una buena cantidad de albahaca fresca, agregue una hoja de albahaca por cada fila de tomate y mozzarella.

Ensalada Napolitana De Tomate Y Pan

La Caponata

Rinde 4 porciones

Las galletas duras conocidas como freselle (que se encuentran en las tiendas de alimentos italianos) se usan para esta ensalada en Nápoles, pero también se puede usar pan tostado. Mi abuela siempre agregaba cubitos de hielo a esta ensalada, un ingenioso truco italiano. El hielo enfría un poco los ingredientes y, a medida que se derrite, el agua fría extiende los jugos de verduras para que puedan empaparse en el pan.

No confunda esta ensalada, conocida como caponata en Nápoles, con la caponata siciliana (<u>Berenjena agridulce</u>), elaborado con berenjena cocida, tomates y alcaparras.

4 rebanadas de pan italiano o francés freselle o de 1 pulgada de grosor, tostadas

2 tomates maduros grandes

2 pepinos kirby pequeños, en rodajas

3 o 4 rodajas de cebolla morada picada

4 hojas frescas de albahaca, cortadas en trozos pequeños

¹1/4 taza de aceite de oliva extra virgen

Aproximadamente 2 cucharadas de vinagre blanco

Sal y pimienta negra recién molida

8 cubitos de hielo

1. Rompe la freselle o el pan en trozos pequeños y colócalos en un tazón. Espolvoree con aproximadamente 1/4 de taza de agua fría o lo suficiente para ablandar un poco el pan.

2. Agregue los tomates, los pepinos, la cebolla y la albahaca al tazón. Rocíe con aceite y vinagre y sazone al gusto con sal y pimienta. Mezcle bien.

3. Agrega los cubitos de hielo a la ensalada y deja reposar 15 minutos. Mezcle nuevamente y pruebe el condimento, agregando más vinagre si es necesario. Servir inmediatamente.

Variación: Puedes hacer la versión Pugliese de esta ensalada, llamada cialedda. Usan una variedad redonda de pepino (pero use lo que está disponible), además de rábanos, rúcula y apio.

Ensalada de pan toscano

panzanella

Rinde de 4 a 6 porciones

El ingrediente más importante de esta ensalada es el pan, que debe estar crujiente y masticable. El pan blando y blando se derretiría cuando se remoja, en lugar de desmoronarse. También se pueden agregar pepinos y rábanos.

6 a 8 rebanadas de pan italiano de estilo rústico del día anterior

1/2 taza de agua

2 tomates maduros, cortados en trozos pequeños

2 costillas de apio tiernas, en rodajas finas

1 cebolla morada mediana, en rodajas finas

1/2 taza de hojas de albahaca fresca, cortadas en pedazos

1/2 taza de aceite de oliva extra virgen

3 a 4 cucharadas de vinagre de vino tinto

Sal y pimienta negra recién molida

1. Coloque el pan en un tazón grande para servir y espolvoree con el agua. Deje reposar 1 hora. Exprima el exceso de agua y limpie el recipiente. Corta el pan en pedazos y devuélvelos al bol.

2. Agrega los tomates, el apio, la cebolla y la albahaca. Mezcle bien. En un tazón pequeño, mezcle el aceite, el vinagre, la sal y la pimienta al gusto. Vierta el aderezo sobre la ensalada y revuelva nuevamente. Tapar y dejar reposar en un lugar fresco 1 hora.

3. Mezcle la ensalada, pruebe y ajuste el condimento. Servir inmediatamente.

Ensalada de tomate, rúcula y ricotta salata

Insalata di Pomodori e Ricotta Salata

Rinde 4 porciones

Esta es una ensalada de composición simple y encantadora. Ricotta salata es ricotta salada prensada, que es semifirme y se asemeja al queso feta. Complementa muy bien los tomates dulces y la rúcula ligeramente amarga. Sustituya el queso feta o gorgonzola desmenuzado si no dispone de ricotta salata.

1 manojo de rúcula

2 tomates maduros grandes, sin corazón y en rodajas finas

2 rodajas finas de cebolla morada, separadas en aros

1/4 taza de aceituna extra virgen

Sal y pimienta negra recién molida

4 onzas de ricotta salata, rallado grueso

1. Recorta los tallos duros de la rúcula y desecha las hojas amarillentas o magulladas. Lave la rúcula en varios cambios de agua fría. Secar muy bien. Corta la rúcula en trozos pequeños.

2. Coloca los tomates en una fuente. Cubra con la rúcula y los aros de cebolla. Rocíe con aceite de oliva y espolvoree con sal y pimienta al gusto.

3. Espolvoree la ricotta salata sobre la ensalada. Servir inmediatamente.

Ensalada de Tomate y Huevo

Insalata di Pomodori e Uova

Rinde de 2 a 4 porciones

Preparo esta ensalada siciliana para el almuerzo al menos una vez a la semana en verano. También es genial en un sándwich.

4 huevos grandes

2 tomates maduros grandes, cortados en gajos

4 cebollas verdes, en rodajas finas

6 hojas frescas de albahaca, apiladas y cortadas en tiras finas

2 cucharadas de aceite de oliva extra virgen

1 cucharada de vinagre de vino tinto

Sal y pimienta negra recién molida

1. Coloque los huevos en una cacerola pequeña con agua fría para cubrir. Lleva el agua a fuego lento. Cocine por 12 minutos. Deje que los huevos se enfríen con agua corriente fría. Escurrir y pelar. Corta los huevos en cuartos.

2. En un tazón grande, combine los huevos, los tomates, las cebolletas y la albahaca.

3. En un tazón pequeño, mezcle el aceite, el vinagre, la sal y la pimienta al gusto. Vierta el aderezo sobre la ensalada y mezcle suavemente. Servir inmediatamente.

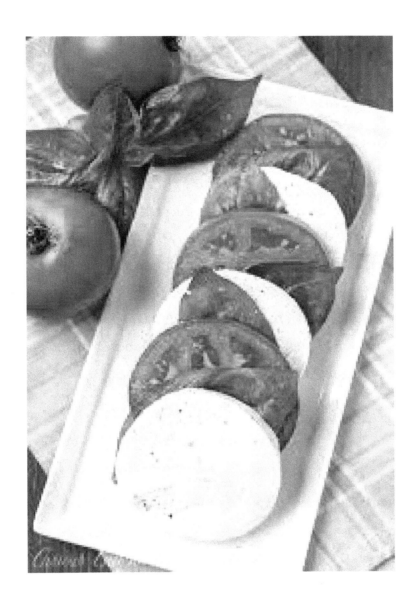

Ensalada de aguacate y tomate

Aguacate en Insalata

Rinde 6 porciones

Solo con deliciosos tomates maduros y ricos y sabrosos aguacates, esta sería una gran ensalada. Es una receta contemporánea, inspirada en una ensalada que comí en Milán. El provolone importado tiene un sabor fuerte, ligeramente ahumado y una textura más seca que el queso doméstico rebanado. El estragón no se usa mucho en Italia, pero aquí agrega algo un poco diferente. Si prefiere no usarlo, simplemente déjelo afuera o sustitúyalo por otra hierba como albahaca o perejil.

1 lechuga Boston o lechuga de hoja mediana

1/4 taza de aceite de oliva

2 cucharadas de jugo de limón

1 cucharadita de mostaza de Dijon

Sal y pimienta negra recién molida al gusto.

6 hojas de albahaca, cortadas en trozos

1 cucharada de estragón fresco picado

2 aguacates maduros pequeños, pelados y en rodajas

4 onzas de provolone importado, en rodajas

2 tomates medianos, en rodajas

1. Recorta la lechuga, desechando las hojas exteriores y las que estén magulladas. Lávelo con varios cambios de agua fría. Secar muy bien. Corta la lechuga en trozos pequeños. Debe haber unas 8 tazas.

2. En un tazón pequeño, mezcle el aceite, el jugo de limón, la mostaza y la sal y pimienta al gusto.

3. En una fuente honda, mezcle la lechuga, la albahaca y el estragón. Agregue la mitad del aderezo y mezcle bien.

4. Coloque las rodajas de aguacate, provolone y tomate alternativamente encima. Rocíe con el aderezo restante y sirva inmediatamente.

Ensalada Riviera

Condion

Rinde 4 porciones

Esta ensalada es popular en toda la Riviera desde Italia hasta Francia. Otras versiones que he visto incluyen apio, alcachofas y cebollas blancas y verdes, así que siéntete libre de improvisar.

2 papas a medio hervir

Sal

4 huevos grandes

2 tomates, cortados por la mitad y en rodajas

1 pepino pequeño, pelado y cortado en rodajas de 1/4 de pulgada de grosor

1 pimiento morrón rojo o amarillo pequeño, cortado en tiras estrechas

6 filetes de anchoa, cortados en 5 o 6 trozos

1 1/2 taza de aceitunas verdes sin hueso, enjuagadas, escurridas y picadas en trozos grandes

6 hojas de albahaca, cortadas en trozos

3 cucharadas de aceite de oliva extra virgen

1 cucharada de vinagre de vino

Pimienta negra recién molida

1. Coloca las papas en una cacerola con agua fría para cubrir y sal al gusto. Deje hervir a fuego lento y cocine hasta que estén tiernos, unos 20 minutos. Escurrimos y pelamos las patatas. Córtelos en rodajas de 1/4 de pulgada de grosor.

2. Mientras tanto, coloque los huevos en una cacerola pequeña con agua fría para cubrir. Lleva el agua a fuego lento. Cocine por 12 minutos. Deje que los huevos se enfríen con agua corriente fría. Escurrir y pelar. Corta los huevos en cuartos.

3. En un tazón grande para servir, combine las papas, los tomates, el pepino, el pimiento, las anchoas y las aceitunas. Esparcir las hojas de albahaca encima.

4. En un tazón pequeño, mezcle el aceite, el vinagre, la sal y la pimienta al gusto. Vierta el aderezo sobre la ensalada y mezcle suavemente. Decora con los huevos. Servir inmediatamente.

Vegetales en escabeche

Giardiniera

Rinde 2 pintas

Las verduras en escabeche son un buen acompañamiento para antipasti, embutidos o sándwiches. Varíe las verduras según la temporada o la disponibilidad. De esta manera se pueden preparar champiñones, judías verdes, nabos o rábanos pequeños, pepinos y muchos otros. Asegúrese de cortarlos en trozos pequeños. Envasados en un bonito frasco de vidrio, estos coloridos vegetales son excelentes regalos.

1 taza de vinagre de vino blanco

2 tazas de agua

2 cucharadas de azúcar

2 cucharaditas de sal

1 hoja de laurel

3 zanahorias medianas, cortadas en cuartos a lo largo y en trozos de 11⁄2 pulgadas

2 costillas de apio tiernas, cortadas a la mitad a lo largo y cortadas en trozos de 11⁄2 pulgadas

1 pimiento rojo, cortado en cuadrados de 1 pulgada

1 taza de floretes de coliflor pequeños

6 cebollas pequeñas, peladas

2 dientes de ajo

1. En una cacerola grande, hierva el vinagre y el agua. Agregue el azúcar, la sal y la hoja de laurel y cocine, revolviendo, hasta que el azúcar y la sal se disuelvan, aproximadamente 1 minuto.

2. Agrega las verduras y deja que el líquido vuelva a hervir. Cocine hasta que las verduras estén tiernas pero aún crujientes, aproximadamente 5 minutos. Escurre las verduras, reservando el líquido.

3. Divida las verduras entre dos frascos de pinta esterilizados. Agrega la mezcla de vinagre. Deje enfriar, luego cubra y refrigere 24 horas antes de usar. Estos se mantienen bien durante al menos 2 semanas en el refrigerador.

Ensalada rusa

Insalata Russa

Rinde 8 porciones

No sé cómo esta colorida ensalada se volvió tan popular en Italia, pero es omnipresente para cenas buffet o como antipasto. También me gusta servirlo para una comida de verano con camarones fríos, langosta, pescado escalfado o ahumado o huevos duros. Para una fiesta, se ve muy bien adornado con filetes de anchoas, rodajas de limón, tomates o hierbas.

Varíe las verduras según la temporada. La coliflor, el brócoli y el calabacín son buenos para usar.

3 papas medianas hirviendo, peladas y cortadas en cubos de 1/2 pulgada

Sal

8 onzas de ejotes, recortados y cortados en trozos de 1/2 pulgada

3 zanahorias medianas, recortadas y cortadas en cubos de 1/2 pulgada

1 taza de guisantes frescos o congelados

2 cucharadas de aceite de oliva extra virgen

2 cucharadas de vinagre de vino blanco

3 o 4 pepinillos amargos, cortados en trozos de 1⁄2 pulgada (aproximadamente 1 taza)

2 cucharadas de alcaparras, enjuagadas y escurridas

Pimienta recién molida

1 taza de mayonesa

2 cucharadas de perejil fresco picado

1. Coloca las papas en una cacerola con agua fría para cubrir y sal al gusto. Deje hervir a fuego lento y cocine hasta que estén tiernos, unos 5 minutos. Deje enfriar con agua corriente. Drenar.

2. Ponga a hervir aproximadamente 2 litros de agua en una cacerola mediana. Agregue las judías verdes, las zanahorias y los guisantes y sal al gusto. Cocine hasta que estén tiernos, unos 5 minutos. Deje enfriar con agua corriente. Drenar.

3. En un tazón grande, bata el aceite, el vinagre y la sal al gusto. Seque las verduras con palmaditas. Agregue todas las verduras cocidas, los encurtidos y las alcaparras al aderezo y revuelva bien. Agregue pimienta al gusto.

4. Agrega la mayonesa. Pruebe y ajuste la sazón. Coloca la ensalada en un tazón para servir. Cubra y enfríe al menos 1 o hasta 4 horas antes de servir. Adorne con perejil y sirva inmediatamente.

Ensalada de Champiñones y Parmigiano

Insalata di Funghi e Parmigiano

Rinde 6 porciones

Para una ensalada durante todo el año, no se puede superar esta hecha con champiñones, apio y zanahorias. Se pueden usar hongos blancos, o puede sustituirlos por un hongo silvestre como porcini. En Bolonia, comí esta ensalada con ovoli, hermosos champiñones blancos y anaranjados con un gorro en forma de huevo. Aunque generalmente cubro la ensalada con Parmigiano-Reggiano, se puede usar Grana Padano, un pecorino suave o incluso un Emmenthal de nuez.

Asegúrese de cortar las verduras en rodajas finas como el papel. Use un procesador de alimentos con la hoja de corte más estrecha o una cortadora de mandolina para obtener mejores resultados.

12 onzas de champiñones blancos, en rodajas finas como el papel

2 costillas de apio tiernas, en rodajas finas como el papel

2 zanahorias medianas, en rodajas finas como el papel

2/3 taza de aceite de oliva extra virgen

2 a 3 cucharadas de jugo de limón fresco

Sal y pimienta negra recién molida

Una pequeña cuña de Parmigiano-Reggiano

1. En una fuente grande, mezcle los champiñones, el apio y las zanahorias.

2. Batir el aceite, el jugo de limón y la sal y pimienta al gusto. Vierta el aderezo sobre la ensalada y mezcle bien. Pruebe y ajuste la sazón.

3. Con un pelador de verduras de hoja giratoria, afeite el queso sobre la ensalada. Servir inmediatamente.

Ensalada de hinojo y parmigiano

Insalata di Finocchio e Parmigiano

Rinde 4 porciones

El suave sabor a regaliz del hinojo, el sabor del limón y el fresco sabor del perejil se equilibran maravillosamente en esta ensalada. Sería un primer plato perfecto para una comida de mariscos o servirlo para una cena buffet. El hinojo crujiente se sostiene bien sin marchitarse. Para el hinojo en rodajas muy finas, use una cortadora de mandolina o un procesador de alimentos.

2 bulbos de hinojo medianos, recortados

2 cucharadas de perejil fresco picado

3 cucharadas de aceite de oliva

1 a 2 cucharadas de jugo de limón fresco

Una pequeña cuña de Parmigiano-Reggiano

1. Cortar el hinojo por la mitad a lo largo y quitar el corazón. Con una cortadora de mandolina o un procesador de alimentos con la hoja más estrecha, corte las mitades transversalmente en rodajas muy finas.

2. En un bol, mezcle el hinojo con el perejil, el aceite, el jugo de limón y sal y pimienta al gusto. Pruebe y ajuste la sazón. Apila la ensalada en 4 platos.

3. Con un pelador de verduras de hoja giratoria, afeite el parmigiano en hojuelas finas y espárcelas sobre la ensalada. Servir inmediatamente.

Ensalada de hinojo y aceitunas

Insalata di Finocchio e Oliva

Rinde 4 porciones

Las aceitunas verdes grandes se curan en salmuera en Sicilia y tienen un sabor agrio y ácido y una textura crujiente. Para ayudar a que el líquido de curado penetre más rápidamente en la pulpa de la aceituna, el fabricante suele abrir las aceitunas. Los huesos suelen ser fáciles de quitar, pero si es necesario, las aceitunas se pueden triturar ligeramente con el lado de un cuchillo para que suelten el hueso. Sin embargo, no presione con demasiada fuerza o la fosa podría romperse.

Esta es una buena ensalada crujiente o una excelente adición a un sándwich hecho con queso o embutidos.

1 cebolla morada pequeña, finamente rebanada

8 onzas de aceitunas verdes sicilianas

1 bulbo de hinojo pequeño, recortado, sin corazón y en rodajas finas

2 cucharadas de perejil fresco picado

1/2 cucharadita de orégano seco

¼ de cucharadita de pimiento rojo triturado

¹1/4 taza de aceite de oliva extra virgen

2 cucharadas de vinagre de vino blanco

1. Remoja las rodajas de cebolla en un tazón mediano con agua helada durante 15 minutos. Escurre la cebolla y sécala.

2. Para deshuesar las aceitunas, colóquelas en una tabla de cortar. Coloque un cuchillo de chef grande de costado sobre una aceituna y golpéelo con firmeza pero con suavidad con la palma de la mano. La aceituna debe romperse. Retire el hueso. Repite con las aceitunas restantes. Agrega las aceitunas sin hueso al bol.

3. Agregue el hinojo, el perejil, el orégano, el pimiento rojo, el aceite y el vinagre al tazón. Mezcle muy bien. Deje enfriar un poco antes de servir.

Ensalada De Zanahoria Picante

Insalata di Carote Piccante

Rinde de 4 a 6 porciones

Solía hacer esta ensalada con zanahorias cocidas, pero también me gusta el aderezo de zanahorias crudas ralladas. Esta es una guarnición colorida para acompañar un surtido de antipasto o una frittata.

1 libra de zanahorias

3 cucharadas de aceite de oliva extra virgen

2 cucharadas de vinagre de vino blanco

1 diente de ajo, muy finamente picado

1 cucharadita de azucar

Pizca de pimiento rojo triturado

Sal y pimienta negra recién molida

2 cucharadas de menta fresca o perejil picado

1. Pela las zanahorias. En un procesador de alimentos equipado con la cuchilla para triturar, o en un rallador de caja, triture las zanahorias. Colócalos en un bol.

2. En un tazón pequeño, mezcle el aceite, el vinagre, el ajo, el azúcar, el pimiento rojo triturado y la sal y pimienta al gusto. Batir hasta que se disuelva el azúcar.

3. Vierta el aderezo sobre la ensalada y mezcle. Agregue la menta y revuelva nuevamente. Sirva inmediatamente o enfríe hasta una hora.

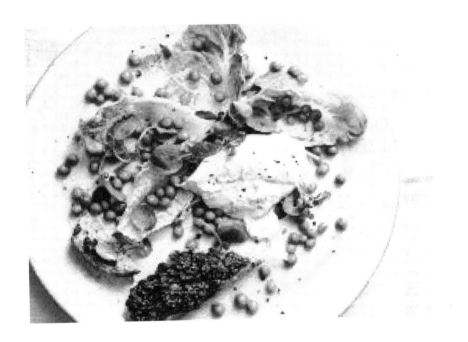

Ensalada De Patatas Y Berros

Insalata di Patate e Crescione

Rinde 4 porciones

El rábano picante se usa comúnmente en la región de Trentino-Alto Adige en el norte de Italia. Esta receta me la dio un chef de esa región hace varios años. El aderezo inusual está hecho con yogur y aceite de oliva, una combinación sorprendentemente sabrosa. Tiene sentido cuando lo piensas. El aceite se mezcla con un ingrediente muy ácido, aunque en lugar del vinagre o el jugo de limón habituales, aquí el sabor ácido proviene del yogur.

11/2 libras de oro Yukon u otras papas hirviendo cerosas

Sal

3/4 taza de yogur sin sabor

1/4 taza de aceite de oliva extra virgen

2 cucharadas de rábano picante fresco pelado y picado o rábano picante embotellado escurrido

Pimienta negra recién molida al gusto

1 manojo grande de berros, sin tallos duros (alrededor de 4 tazas)

1. Coloca las papas en una cacerola mediana con agua fría para cubrir y sal al gusto. Deje hervir a fuego lento y cocine hasta que las patatas estén tiernas al pincharlas con un cuchillo, unos 20 minutos. Escurrir y dejar enfriar un poco. Pele las papas y córtelas en rodajas de 1/4 de pulgada de grosor.

2. En un tazón mediano, mezcle el yogur, el aceite, el rábano picante y la sal y pimienta al gusto hasta que quede suave y bien mezclado.

3. Añadir las patatas y los berros al bol y mezclar bien. Pruebe y ajuste la sazón. Sirva inmediatamente o cubra y enfríe en el refrigerador hasta por 3 horas.

Ensalada De Patatas De Artusi

Insalata di Patate al'Artusi

Rinde de 6 a 8 porciones

Adapté esta receta de ensalada de patatas del clásico libro de cocina italiano de Pellegrino Artusi, Scienza in Cucina e l'Arte di Mangiar Bene (publicado en inglés como Science in the Kitchen and the Art of Eating Well). Pocos hogares en Italia carecen de una copia de L'Artusi, como se le llama familiarmente, y se han vendido millones desde que se imprimió por primera vez en 1891.

2 libras de oro Yukon u otras papas cerosas

Sal

⅓ taza de aceite de oliva extra virgen

3 cucharadas de vinagre de vino blanco

¹1/2 cucharadita de orégano seco

Pimienta negra recién molida

1 lata (2 onzas) de filetes de anchoa, escurridos y picados

1 pimiento rojo pequeño, picado

1 taza de apio picado

1/4 taza de cebolla morada picada

3 cucharadas de alcaparras, escurridas y picadas

1. Coloque las papas en una cacerola mediana y agregue agua fría para cubrir y sal al gusto. Llevar a fuego lento a fuego medio. Cocine hasta que las patatas estén tiernas al pincharlas con un cuchillo, unos 20 minutos. Escurrir y dejar enfriar un poco. Pelar las patatas y cortarlas en trozos pequeños.

2. En un tazón grande, mezcle el aceite de oliva, el vinagre, el orégano y la sal y pimienta al gusto. Agregue las papas, las anchoas, el pimiento, el apio, la cebolla y las alcaparras. Revuelva suavemente. Pruebe y ajuste la sazón. Cubra y enfríe de 1 a 3 horas antes de servir.

Ensalada de judías verdes, papa y cebolla morada

Insalata di Fagiolini

Rinde 4 porciones

Mi madre solía preparar esta ensalada como una alternativa de verano a una ensalada hecha con verduras de hoja verde. Es popular en todo el sur de Italia. Se puede utilizar perejil fresco, albahaca o menta.

4 papas a medio hervir

Sal

1 libra de judías verdes, cortadas

1 cebolla morada pequeña, picada

1/3 taza de aceite de oliva extra virgen

3 cucharadas de vinagre de vino tinto

2 cucharadas de albahaca fresca picada, menta o perejil, o 1/2 cucharadita de orégano seco

Pimienta negra recién molida

1. Coloque las papas en una cacerola mediana y agregue agua fría para cubrir y sal al gusto. Tape y cocine a fuego lento a fuego medio. Cocine hasta que las patatas estén tiernas al pincharlas con un cuchillo, unos 20 minutos. Escurrir bien. Deje enfriar un poco. Pele las papas y córtelas en rodajas de 1/4 de pulgada.

2. Ponga a hervir otra cacerola grande con agua. Agrega las judías verdes y la sal al gusto. Cocina los frijoles hasta que estén tiernos, unos 8 minutos. Escurrir los frijoles y enfriarlos con agua corriente. Escurrir y secar. Corta los frijoles en trozos pequeños.

3. En un tazón grande, mezcle el aceite, el vinagre, las hierbas y la sal y pimienta al gusto. Agregue las papas, los frijoles y la cebolla y mezcle bien. Pruebe y ajuste la sazón. Servir inmediatamente.

Ensalada de judías verdes, apio y aceitunas

Insalta di Fagioli, Sedano, e Olive

Rinde 6 porciones

Esta ensalada mejora con el tiempo, por lo que es bueno hacerla con anticipación, para picnics u otras reuniones. Una vez refrigerado, déjelo calentar un poco a temperatura ambiente. Pruebe la ensalada antes de servir, porque el sabor del vinagre y la sal disminuye a medida que la ensalada se pone de pie. Es posible que necesite un chorrito de vinagre o una pizca de sal antes de servir para darle más sabor, como ocurre con cualquier ensalada marinada.

1 libra de judías verdes, cortadas

Sal

1/4 taza de aceite de oliva extra virgen

2 cucharadas de vinagre de vino tinto

1 diente de ajo pequeño, picado

Una pizca de pimiento rojo triturado

1 costilla de apio tierna, cortada y picada

1/2 taza de aceitunas verdes sin hueso, picadas

1. Ponga a hervir 2 litros de agua en una cacerola grande. Agrega los frijoles y la sal al gusto. Cocine sin tapar, hasta que los frijoles estén tiernos, unos 8 minutos. Escurrir los frijoles y enfriarlos con agua corriente fría. Seque los frijoles con palmaditas.

2. En un tazón grande para servir, mezcle el aceite, el vinagre, la sal al gusto, el ajo y el pimiento rojo. Agregue los frijoles y mezcle bien. Agregue los ingredientes restantes y revuelva hasta que estén bien cubiertos con el aderezo. Pruebe y ajuste la sazón. Sirva inmediatamente o enfríe en el refrigerador hasta por 3 horas.

Ensalada tibia de lentejas

Insalata di Lenticchie

Rinde 8 porciones

Sirve esta ensalada terrosa con cotechino u otra salchicha, o, para algo completamente diferente, sírvela con salmón a la parrilla. Si puede encontrarlos, use las diminutas lentejas verdes de Umbría conocidas como lenticchie di Castelluccio, o lentejas francesas le Puy. Estas sabrosas variedades de lentejas mantienen su forma mejor que las típicas lentejas marrones que se venden aquí.

1 libra de lentejas, enjuagadas y recogidas

2 dientes de ajo sin pelar

3 ramitas de tomillo fresco

1 hoja de laurel

Sal

1/3 taza de aceite de oliva extra virgen

3 cucharadas de vinagre de vino tinto

1 cucharadita de mostaza de Dijon

Pimienta negra recién molida

1 cebolla morada pequeña, finamente picada

¹1/4 taza de perejil fresco picado

1. Coloque las lentejas en una olla grande con agua fría para cubrir por 1 pulgada. Agrega el ajo y las hierbas. Lleve el líquido a fuego lento y cocine 35 minutos. Agrega sal al gusto y cocina hasta que las lentejas estén tiernas, unos 10 minutos más.

2. Escurre las lentejas y desecha las hierbas y el ajo.

3. En un tazón pequeño, mezcle el aceite, el vinagre, la mostaza y la sal y pimienta al gusto. Agrega las lentejas, la cebolla y el perejil. Mezclar bien. Sirva tibio oa temperatura ambiente.

Puré de habas con siete ensaladas

Fave con Sette Insalate

Rinde 6 porciones

A medida que se cocinan las habas peladas y secas, pierden su forma y son fáciles de triturar hasta obtener una pasta suave. Un plato favorito en el sur de Italia es el puré de habas cubierto con verduras salteadas. Los cocineros de Puglia llevan esta idea más allá y cubren las favas con una combinación de verduras cocidas, crudas y en escabeche. Debido a que los ingredientes están fríos, o al menos a temperatura ambiente, se les llama ensaladas. Por lo general, se usan siete ingredientes diferentes, pero puede usar tan pocos como desee. Esto hace un buen aperitivo o un plato principal sin carne.

8 onzas de habas secas, peladas, enjuagadas y escurridas

Sal al gusto

4 cucharadas de aceite de oliva extra virgen

1 libra de espinaca fresca, escarola o brócoli rabe, recortados y cortados en trozos pequeños

1 tomate maduro grande, sin semillas y picado

1 taza de aceitunas negras suaves, como Gaeta, sin hueso y picadas en trozos grandes

1 taza de rúcula, sin tallos duros

½ taza de pimientos en escabeche picantes o dulces, escurridos y en rodajas

¹1/2 taza de pepinos o rábanos en rodajas finas

2 cebollas verdes, en rodajas finas

1. Coloque los frijoles en una olla grande con agua fría fresca para cubrir por 1 pulgada y 1 cucharadita de sal. Lleve el agua a fuego lento y cocine a fuego lento hasta que esté muy suave y se haya absorbido todo el líquido, aproximadamente 1 hora. Si es necesario, agregue un poco más de agua para evitar que los frijoles se sequen.

2. Ponga las verduras en una olla grande con 1/4 de taza de agua a fuego medio. Agrega sal al gusto. Tape y cocine 5 minutos o hasta que se ablanden y se ablanden. Escurrir bien.

3. En la olla, machaca los frijoles hasta que estén suaves. Prueba la sal. Agrega el aceite.

4. Extienda las habas en una fuente para servir caliente. Rocíe con un poco de aceite de oliva. Coloque montones de verduras alrededor del borde. Servir inmediatamente.

Ensalada de arroz de verano

Insalata di Riso

Rinde 4 porciones

Cuando el clima es cálido, en lugar de servir ensaladas hechas con pasta, que pueden volverse blandas, los italianos preparan ensaladas con arroz. El arroz de grano largo se usa para ayudar a que los granos permanezcan separados en la ensalada. El arroz se endurecerá en el frigorífico, por lo que es mejor servir esta ensalada a temperatura ambiente.

Esta ensalada va bien con pez espada o atún a la parrilla, o sírvela con pollo o bistec. A veces agrego una lata de atún a la ensalada y la sirvo como una comida completa.

1 1/2 tazas de arroz de grano largo

Sal

2 pimientos morrones rojos o amarillos asados, picados

1 taza de tomates cherry o uva, cortados por la mitad o en cuartos si son grandes

1 lata (2 onzas) de anchoas, escurridas y picadas

¾ taza de sabrosas aceitunas negras, como Gaeta, sin hueso y picadas

¹1/4 taza de albahaca fresca picada

1 diente de ajo, muy finamente picado

¹1/4 taza de aceite de oliva extra virgen

2 a 3 cucharadas de jugo de limón fresco

1. En una cacerola grande a fuego medio, hierva 31/2 tazas de agua. Agrega el arroz y la sal al gusto. Cuando el arroz vuelva a hervir, reduzca el fuego a bajo y tape la olla. Cocine hasta que se absorba el agua y el arroz esté tierno, unos 18 minutos. Deje enfriar un poco.

2. En un tazón grande para servir, combine los pimientos, los tomates, las anchoas, las aceitunas, la albahaca y el ajo. Mezcle bien. Agrega el arroz y vuelve a mezclar.

3. En un tazón pequeño, mezcle el aceite y el jugo de limón. Vierta el aderezo sobre los ingredientes en el bol. Pruebe y ajuste la sazón. Sirva tibio oa temperatura ambiente.

Ensalada "crujiente"

Insalata Croccante

Rinde 4 porciones

En invierno, cuando hay escasez de verduras frescas, me gusta preparar esta sabrosa ensalada. El nombre lo dice todo: es croccante o crujiente, con manzanas, nueces y verduras crujientes mezcladas con un toque de cremoso gorgonzola. Pelar o no pelar la manzana es cosa tuya. Generalmente los dejo sin pelar, a menos que la manzana esté encerada.

3 a 4 escarolas belgas, separadas en hojas

2 cucharadas de aceite de oliva

1 a 2 cucharadas de jugo de limón fresco

Sal y pimienta negra recién molida

1 manzana mediana, como gala, Fuji o Braeburn, sin corazón y en rodajas finas

1 hinojo pequeño, cortado y en rodajas finas

2 cebollas verdes, en rodajas finas

4 onzas de gorgonzola, desmenuzado

1/2 taza de nueces tostadas

1. Airee las hojas de endivias en 4 platos para servir.

2. En un tazón mediano, mezcle el aceite, el jugo de limón y la sal y pimienta al gusto.

3. Agregue la manzana, el hinojo y las cebollas verdes y mezcle bien. Agrega el gorgonzola y vuelve a mezclar.

4. Coloca la mezcla de ensalada en la base de la escarola. Espolvorea con las nueces y sirve inmediatamente.

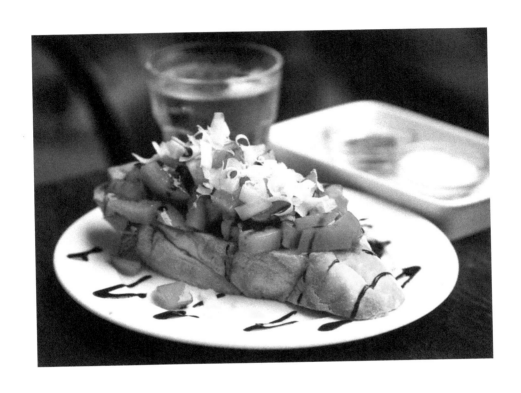